ARTICLES BIBLIOGRAPHIQUES

DE LA DEUXIÈME ÉDITION 1889

DES CALCULS DU REIN

ET DE LA

NÉPHROTOMIE

ET SUR LA

TRACHÉOTOMIE ET LA LARYNGOTOMIE

DU DOCTEUR

MELCHOR TORRES

PAR MM. LES DOCTEURS

LABBÉ, BOYER, DUVAL, BONNET, RICHARD,
GILLET, BLANCHARD.

PARIS

IMPRIMERIE DE LA FACULTÉ DE MÉDECINE

A DAVY, SUCCESSEUR DE A. PARENT

52, RUE MADAME

1890

DES

CALCULS DU REIN

ET DE LA

NÉPHROTOMIE

ET SUR LA

TRACHÉOTOMIE ET LA LARYNGOTOMIE

DU DOCTEUR

MELCHOR TORRES

DES CALCULS DU REIN

ET DE LA

NÉPHROTOMIE

ET SUR LA

TRACHÉOTOMIE ET LA LARYNGOTOMIE

DU DOCTEUR

MELCHOR TORRES

PAR MM. LES DOCTEURS

Labbé, Boyer, Duval, Bonnet, Richard, Gillet, Blanchard.

PARIS

IMPRIMERIE DE LA FACULTE DE MEDECINE

A. DAVY, Successeur de A. Parent

52, RUE MADAME

1890

A MES COLLÈGUES DE PARIS

Les pages de cet opuscule contiennent la reproduction des articles bibliographiques que la presse médicale de Paris a consacrés à la seconde édition de mes deux ouvrages : DES CALCULS DU REIN ET DE LA NÉPHROTOMIE *et* CONTRIBUTION A L'ETUDE DE LA TRACHÉOTOMIE ET DE LA LARYNGOTOMIE.

Ne voulant point laisser épars ces précieux articles dont les jugements trop flatteurs pour moi ont surpassé de beaucoup mes espérances, et les considérant comme la récompense la plus chère à laquelle je pouvais aspirer pour mes travaux, je me suis décidé à les publier sous forme de brochure. Mon but est donc, après les avoir ainsi rassemblés, avec la plus profonde reconnaissance, de les remettre à leurs auteurs respectifs, et en même temps de les conserver comme récompense d'une valeur inappréciable.

Dans les pages de cette brochure se trouvent donc réunis les articles bibliographiques de MM. les docteurs Labbé, Boyer, Duval, Bonnet, Richard, Gillet. Blanchard, auxquels, plein de reconnaissance, j'adresse mes plus sincères remerciements pour la bienveillance avec laquelle ils ont accueilli mes ouvrages.

MELCHOR TORRES.

I.

Bibliographie.

Trachéotomie et Laryngotomie, par le Dr Melchor Torres. — Deuxième édition, 1889. Un vol. in-8 de 450 pages avec 72 figures et de nombreux tableaux intercalés dans le texte.

L'ouvrage que nous allons analyser a été publié à Buenos-Ayres, capitale de la République Argentine, par notre collègue le D' Melchor Torres, ancien lauréat de la Faculté de médecine de Paris.

Là, comme partout, la science, comme les sociétés, a besoin d'auxiliaires puissants pour que ses progrès et son développement puissent s'opérer, et pour que l'une et l'autre, dans les limites de leur action possible, atteignent le but de leur mission élevée.

Sans ces auxiliaires la société n'aurait pas pu, à la suite de cette lutte, tout en obéissant à ses lois naturelles, sortir de ses formes primitives de civilisation.

Sans ces auxiliaires la science n'aurait pas pu, après cette lutte gigantesque qu'elle a soutenue pendant plus de quarante siècles, vaincre les préoccupations de races ou d'ignorance sociale, politique et religieuse qui dominaient et sacrifiaient l'humanité.

La science exige des champions fermes et constants qui la réveillent, lui donnent de l'impulsion et la fassent circuler dans toutes les branches de la société. Grâce à ces moyens, rendue forte et vigoureuse, elle peut vaincre ses préoccupations et atteindre le but élevé de son institution.

Le Dr Melchor Torres, porté dès sa jeunesse vers les connaissances scientifiques, et guidé par son désir naturel de savoir, a abandonné plusieurs fois sa patrie, le foyer domestique, les affections de famille pour parcourir les principaux hôpitaux et les Facultés de médecine de l'Europe et de l'Amérique, où il a nourri son esprit d'idées élevées en augmentant ses connaissances scientifiques.

L'ouvrage que nous avons aujourd'hui sous les yeux est un des plus étendus et des plus complets sur ce sujet.

L'auteur, suivant une excellente méthode pour l'exposé de ses connaissances, partage son ouvrage en différentes parties et commence son premier chapitre par l'*Historique de la Trachéotomie et de la Laryngotomie;* il leur consacre un développement convenable, en critiquant les différentes définitions qu'on en a données et en indiquant les divers chirurgiens qui s'en sont occupés depuis les premiers siècles de l'ère chrétienne jusqu'à l'époque actuelle. Il fait en même temps l'*Historique de la Trachéotomie dans la République Argentine*, faisant preuve d'une abondance de connaissances peu communes.

Dans le second chapitre, l'auteur traite de l'*Anatomie de la région* dans laquelle se pratique l'opération et fait connaître en détail à ses lecteurs les connaissances anatomiques indispensables pour s'attaquer à une partie si délicate du corps, en raison des nombreux vaisseaux sanguins qu'elle renferme et dont la section aurait pour conséquence inévitable la mort.

Dans le troisième chapitre, beaucoup plus étendu que les précédents, l'auteur s'occupe des *Indications* et *Contre-Indications de la Trachéotomie*, partage, pour faciliter l'étude, ce chapitre en huit sections et celles-ci en plusieurs subdivisions.

Dans la section A, il conseille la Trachéotomie dans les fractures du larynx, dans le cas de corps étrangers arrêtés

— 9 —

dans les voies respiratoires, dans les blessures du larynx et
de la trachée, et dans les brûlures du larynx.

Dans la section B, l'auteur traite de la Trachéotomie dans
le croup, circonstance dans laquelle la Trachéotomie a été
le plus fréquemment pratiquée. Cette section est complétée
par des statistiques et des tableaux des Trachéotomies pratiquées à Buenos-Ayres.

Dans la section C, le Dr Torres se pose plusieurs questions
très judicieuses sur le moment le plus favorable dans lequel
on peut pratiquer cette opération dans l'œdème de la
glotte.

La section D traite des rétrécissements organiques du
larynx et de la trachée; en même temps l'auteur donne un
développement nécessaire aux tumeurs qui compriment les
voies aériennes lesquelles tumeurs, exerçant une pression
constante sur le tube destiné à conduire l'air dans les pou-
mons, en rapprochent les parois et s'opposent aux fonctions
respiratoires. Une compression exercée au plus haut degré
par un néoplasma de volume considérable, mettant obstacle
à l'hématose, peut amener une asphyxie mortelle si le chirurgien n'intervient promptement en ouvrant une nouvelle
voie à l'air atmosphérique.

Le *goitre*, s'attaquant à un nombre considérable d'indi-
vidus, est un des cas dans lesquels le Dr Torres s'efforce de
démontrer d'une manière palpable les avantages immenses
obtenus par l'application de la Trachéotomie aux sujets atteints par ce terrible fléau. Cette opération, pratiquée dans
ce cas, permet en effet la libre introduction de l'air dans la
cavité thoracique et arrête en même temps les progrès d'une
asphyxie imminente ainsi que toutes les horreurs et tous
les phenomènes qui l'accompagnent.

Ce même groupe comprend les tumeurs anévrysmatiques,
développées aux dépens des tuniques artérielles qui forment
les grosses artères naissant du cœur et de la crosse de l'aorte,

lesquelles, exerçant une pression constante et plus ou moins intense sur le canal aérien, exigeront l'intervention du chirurgien. Celui-ci, forçant l'air à suivre une route complètement différente de celle à laquelle on a recours en temps ordinaire, peut produire des effets salutaires que nous avons déjà énumérés rapidement.

La section E est exclusivement consacrée à la description de toutes les maladies nerveuses et convulsives qui, par les contractions spasmodiques qui les caractérisent produisent un rétrécissement momentané du larynx, pouvant néanmoins persister pendant un temps plus ou moins long, et déterminer la mort du sujet au cours d'une.de ces contractions exagérées. Si un parent du malade appelle un médecin quand ces accidents se manifestent, celui-ci, par une opération convenable telle que la Trachéotomie, pourra triompher du phénomène ; puis, après avoir introduit une canule dans la trachée, il pourra commencer un traitement général qui arrachera la maladie jusque dans sa racine et, à vrai dire, il procurera au malade un soulagement si attrayant que celui-ci pourra se considérer à juste titre comme complètement guéri. L'hystérisme, la laryngite couenneuse, le spasme essentiel de la glotte, l'épilepsie, le tétanos et l'empoisonnement par la strychnine sont compris dans cette section, étant fréquemment la cause des rétrécissements du conduit laryngo-trachéen.

Les angines, les tumeurs, et les inflammations de la langue, qui en beaucoup de circonstances rendent la respiration très difficile, sont des maladies dans lesquelles le chirurgien se trouvera dans la nécessité absolue d'employer la Trachéotomie ; cette opération mettra le malade dans des conditions plus favorables pour arriver brièvement à une complète guérison.

La section F est entièrement consacrée à la description des affections précédentes. Le Dr Torres recommande également la Trachéotomie dans l'asphyxie par submersion et dans l'empoisonnement produit par un certain nombre de substances médicamenteuses ou toxiques, telles que l'opium et l'iodure de potassium, absorbées en quantité considérable.

Il est certain que ces substances pharmaceutiques, administrées prudemment, ne déterminent point dans l'organisme les funestes effets qui en seraient la conséquence inévitable, si un médecin les prescrivait en doses capables d'altérer profondément la constitution. Mais si les effets de ces produits pharmaceutiques ne pouvaient être conjurés par l'emploi de substances capables de les expulser, et si les symptômes d'asphyxie compromettent la vie du malade, le chirurgien, faisant appel aux moyens que son jugement et son inspiration lui indiquent, pratiquera l'ouverture du larynx ou de la trachée. Il emploiera l'un des procédés que nous examinerons plus loin, introduira une canule, et de cette manière obtiendra l'arrêt de ces manifestations qui, dominant le champ d'action, arracheraient la vie au malade.

Un des graves inconvénients que présentent quelques opérations pratiquées dans la région des voies respiratoires, c'est l'introduction du sang dans ces mêmes voies Cette introduction serait un accident désagréable non seulement à cause de la difficulté et de l'impossibilité de continuer l'opération entreprise, mais aussi par les accidents dus à l'introduction du liquide sanguin dans le canal aérien, accident qui ferait perdre son sang-froid au plus habile chirurgien. Maintenant les progrès de la chirurgie ont démontré que le *Tamponnement* et la *Trachéotomie* préliminaire fournissent les auxiliaires les plus puissants au chirurgien qui se propose d'extirper un polype naso-pharyngien, une tumeur de la langue ou la résection du maxillaire supérieur.

Le Dr Torres, comprenant l'importance de la Trachéotomie préliminaire, lui consacre un long article dans lequel il prouve au lecteur ses profondes connaissances du sujet dont nous nous occupons, et qui est développé avec talent dans la section H.

Le chapitre IV est consacré à l'*énumération et à l'emploi des instruments nécessaires à l'opération de la Trachéotomie*, et se divise en quatre parties. Dans chacune d'elles, il traite successivement des instruments employés pour la section des téguments et de la trachée, des dilatateurs, des canules ainsi que les instruments employés à l'extraction des corps étrangers et des fausses membranes. Le tout est accompagné de planches qui ornent l'ouvrage, ce qui facilite beaucoup l'étude à ceux qui s'attachent à l'exercice de la chirurgie.

Le Manuel opératoire, point qui a été discuté pendant beaucoup d'années, et sur lequel les opinions sont encore actuellement partagées, est traité, dans l'ouvrage dont nous faisons une exposition succincte, d'une manière claire, concise, aussi serait-il impossible d'y faire une objection eu égard à sa parfaite exposition. Nous allons en examiner les points les plus importants. Dans les préliminaires de l'opération l'auteur s'occupe du choix des aides, du lit d'opération, de l'éclairage et de la préparation des instruments. Dans la section B, il décrit les procédés variés de la Trachéotomie, tels que le procédé *lent* de Trousseau, le procédé *mixte* de Bourdillat, le procédé *rapide* de de Saint-Germain et en dernier le Galvano-Cautère. Il apprécie tous ces procédés avec la plus grande impartialité et la plus grande prudence, il donne son opinion sur celui de ces procédés qui doit être préféré comme étant le plus satisfaisant et le plus conforme aux règles de l'art et de la saine expérience. Le Dr Torres dit que le procédé opératoire à suivre varie avec le temps dans lequel le chirurgien se décide à intervenir et suivant les conditions plus ou moins favorables dans lesquelles se trouve le malade. Il est certain que le procédé *rapide* ou de de Saint-Germain qui consiste à ouvrir la trachée d'un seul coup, est le seul qu'on puisse recommander quand le malade est atteint par une maladie dont l'issue est courte et fatale, et quand la dyspnée est à son apogée à cause des nombreuses fausses membranes qui obstruent le canal aérien, comme cela se présente dans le croup diphthéritique. Si sur un individu se trouvant dans cet état déplorable où il ne lui reste plus qu'un souffle de vie, qu'il est sur le point de perdre, on ne pratique l'opération en suivant le procédé rapide, il est très probable qu'il succombe dans le cours d'une opération lente. Le Dr Torres qui partage cette manière de voir, pense qu'il faut beaucoup de hardiesse pour opérer la section d'un seul coup et que cette section peut entraîner des conséquences graves pour l'opéré, telles que l'incision défectueuse de la trachée, la lésion de la paroi postérieure de ce même conduit ainsi que celle de l'œsophage. Il base son opinion sur de nombreuses observations qu'il a lues et dont bon nombre d'entre elles se trouvent dans le texte.

Si le malade présente des symptômes peu alarmants et s'il y a du temps suffisant pour mener l'opération à bonne fin, aucun doute que le procédé *lent* ou de Trousseau est celui qui réunit les meilleures conditions pour rendre à l'organisme son fonctionnement régulier. D'un autre côté, la lenteur avec laquelle on procède à diviser couche par couche les tissus situés en avant de la trachée, permet de reconnaître et d'isoler les organes essentiels à la vie qui pourraient être atteints. C'est d'ailleurs le procédé le plus fréquemment employé par les chirurgiens : si quelquefois le malade a succombé avant la fin de l'opération, cela ne veut pas dire qu'on doive le laisser dans l'oubli. Le chirurgien jugera du temps qui lui reste pour intervenir, et, se fon-

dant sur son jugement, il pourra adopter tel ou tel procédé
opératoire.

Le procédé *mixte* de Bourdillat qui emprunte aux deux
précédents, ne présente point les avantages de ces derniers,
et le D' Torres pense qu'il ne peut être employé avantageu-
sement que dans un nombre limité de cas.

La Trachéotomie par le Galvano-Cautère ou le Thermo-
cautère qui occasionnent de larges brûlures dans la région
dans laquelle s'effectue la manœuvre chirurgicale, est un
procédé qu'on ne doit point employer chez les enfants à
cause des effets pernicieux qui en sont la conséquence
immédiate. On l'emploiera seulement chez les adultes,
suivant l'opinion de l'illustre chirurgien argentin.

Les Accidents et les Complications Immédiates sont consignés
très au long dans le chapitre VI. Parmi ceux-ci, on trouve
principalement la syncope, l'introduction du sang dans les
voies respiratoires et de l'air dans les veines, les fausses
membranes, les convulsions, l'hémorrhagie, l'incision
défectueuse de la trachée, la lésion de la paroi postérieure
du même conduit, la blessure de l'œsophage et enfin l'emphysème subcutané.

Dans la première partie du chapitre VII, se trouve un
article auquel l'auteur consacre sa plus grande attention à
l'exposé « *des précautions à prendre à l'égard du malade aussitôt après l'opération* » et le moment où l'on enlève défini-
tivement la canule.

L'emphysème, les hémorrhagies secondaires, les abcès
du médiastin, l'érysipèle, le flegmon, la gangrène de la
lésion, les ulcères, les fistules, les polypes de la trachée,
les rétrécissements de cette dernière et du larynx sont
traités en détail avec beaucoup de méthode dans la seconde
partie de ce même chapitre, où le lecteur pourra y prendre
connaissance des opinions nouvelles sur un sujet si important.

Parmi les causes qui peuvent retarder l'enlèvement de la canule, l'auteur cite les lésions laryngo-trachéennes, le spasme nerveux de la glotte et la paralysie diphthéritique.

Il termine cette partie de son ouvrage sur la Trachéotomie par les observations recueillies par lui-même dans les hôpitaux de Paris.

La Laryngotomie, opération moins importante que la précédente, est placée en seconde ligne. L'auteur commence par en faire l'historique, conseillant son emploi dans le cas de corps étrangers arrêtés dans le larynx, dans les polypes, dans les fractures, les rétrécissements de ce même conduit.

L'Extirpation du Larynx est décrite longuement. L'auteur pense que cette opération, difficile dans la pratique, a sa place toute tracée dans les cas de cancers du larynx qui n'ont pas encore altéré profondément la constitution des malades. Les observations de B. Langenbeck, David Foulis, et Frédéric Rubio viennent à l'appui de cette opinion.

Enfin le Dr Torres termine son ouvrage par la description et la critique des procédés de Desault, de Vidal, de Cassis et de Velpeau, de Malgaigne et de Vicq d'Azyr ; il recommande sa méthode curative, et analyse les résultats de la Laryngotomie, dans les cas nombreux où elle trouve son application ; en dernier lieu il indique les différents auteurs qui ont traité cette question par un long indice bibliographique.

En résumé, l'ouvrage qu'a publié le chirurgien argentin pour la seconde fois déjà, fait honneur à la République Argentine et assure à son auteur un nom dans les annales de la science.

II

Calculs du Rein et de la Néphrotomie, par le Dr Melchor Torres. 2e édition, 1880. 500 pages, avec dix-huit planches, dix chromo-lithographies et huit lithographies, 110 figures et de nombreux tableaux intercalés dans le texte.

L'ouvrage que nous avons entre les mains, est la seconde édition d'un travail favorablement accueilli par notre Faculté de médecine de Paris, en 1878. Il valut à son auteur d'être lauréat; depuis il a été accepté par de savants maîtres qui n'ont vu aucun inconvénient à reproduire des traitements, des méthodes et des règles opératoires que le Dr Torres proposait dans son ouvrage. Entre nous, le grand traité de pathologie externe de Follin et Duplay cite dans les articles de Lombotomie et de Néphrotomie, les méthodes de Torres, leur donnant une place supérieure à ceux des autres. Il en a été fait de même par des auteurs connus, Allemands, Anglais et Américains, conséquemment nous ne ferons à nos lecteurs qu'une courte analyse de l'ouvrage.

Le livre du Dr Torres est un des plus volumineux et des plus complets qui, jusqu'à ce jour, aient paru traitant cette importante matière.

Nous félicitons l'auteur pour la preuve de fermeté et de constance qu'il a dû avoir pour mener à bonne fin un travail qui a été si bien accueilli de tous.

Nous l'avons lu avec une attention soutenue et nous ne pouvons nous empêcher de dire que la disposition générale du sujet est parfaite. La méthode employée dans l'exposi-

tion et consistant à faire des chapitres, presque indépen-
dants, des différentes questions qu'il traite, nous en a faci-
lité beaucoup l'étude.

Le Dʳ Torres, après avoir dans la *Division de son sujet* dé-
claré la méthode qu'il va suivre dans la description de son
travail, trace, dans son chapitre I, l'historique depuis les
temps les plus reculés jusqu'à nos jours. Il fait connaître
les noms des médecins qui se sont occupés de cette affection
et termine en nous mettant sous les yeux les tableaux des
personnages célèbres qui ont eu des calculs rénaux.

Dans le chapitre II, l'auteur traite du rein à l'état normal
ou de son anatomie physiologique et histologique. Dès ses
premières pages, il révèle au lecteur les profondes connaissances qu'il a acquises sur cet organe et termine le chapitre
en faisant les questions suivantes :

1° D'où viennent les éléments de l'urine?

2° Si le rein est le lieu de sécrétion ou d'excrétion?

3° Comment se fait l'excrétion ?

4° Quelle est l'influence de la circulation sur la sécrétion?

Pour répondre à ces questions, le Dʳ Torres s'appuie de
l'opinion de célébrités médicales telles que Claude-Bernard,
Ludwig, Zalesky, Gréhant, Küss, Boumann, Heidenhain, Van
Vittich, etc.

Dans le chapitre III, l'auteur parle de l'anatomie pathologique, qu'il subdivise en trois sections. Dans la première
A, il s'occupe des propriétés physiques du calcul rénal, du
nombre des calculs, de la forme, du volume, du poids, de la
densité, de la couleur, de la consistance, de l'odeur. Dans
la section B, sont décrites les propriétés chimiques des
calculs rénaux, les principes composants, l'analyse par voie
sèche, la superposition des couches des calculs. Enfin la
section C développe l'anatomie pathologique du rein. Cette
section est illustrée de planches chromo-lithographiques,
où l'auteur démontre la néphrite interstitielle avec atrophie

glomérulaire et dégénérescence granulo-graisseuse des épithéliums sécrétoires du rein calculeux.

Le chapitre IV est consacré à l'étiologie en général, et
l'auteur est d'avis que les causes des calculs rénaux sont les
mêmes que ceux de la gravelle, affection qui certainement
est beaucoup plus fréquente que les calculs rénaux.

Dans le chapitre V se trouve la symptomatologie ; l'auteur
s'occupe des douleurs, des vomissements, des hématuries,
des coliques néphrétiques, de l'hecticité, des tumeurs et des
fistules et enfin des symptômes concomitants.

Les chapitres VI et VII traitent des pronostics, complications et diagnostics, les complications qu'il subdivise en
accidentelles et en dérivées de néphrite calculeuse. L'auteur fait observer que celle qui influe le plus sur le pronostic, c'est la néphrite sympathique du rein qui est resté
sain jusqu'alors. Le pronostic est toujours grave puisque
les statistiques donnent sept morts sur un sain. Le diagnostic est traité magistralement : l'auteur y fait entrer les
cas de simulation, les calculs latents, les cas accompagnés
de douleurs ou coliques néphrétiques et les symptômes de
certitude possible tels que la tumeur, la fistule et le choc
des calculs.

Dans le chapitre VIII, l'auteur s'occupe du traitement
médical à conseiller dès le principe et qui, dans la plus
grande partie des cas, doit être le traitement chirurgical,
puisque le traitement thérapeutique seul se réduit à des
moyens prophilactiques et palliatifs ; l'usage des alcalins et
la diète aqueuse peuvent faire disparaître de petites concrétions calcaires, mais on sait qu'un calcul volumineux et
enclavé ne peut se dissoudre dans le rein sous l'influence
d'aucun régime si convenable qu'il soit. C'est le cas où le
Dr Torres propose de recourir à l'opération.

Le chapitre IX est consacré au traitement chirurgical.
Pour en faciliter la lecture, il a été divisé en plusieurs sec-

tions. Il commence par la description complète de la région
dans laquelle doit être faite l'opération et qu'il est d'une
extrême importance d'étudier pour faciliter le *modus ope-
randi*. Pour rendre cette étude plus facile, cette partie de
l'ouvrage est accompagnée de planches démonstratives de
dissections faites d'ailleurs très habilement par le Dr Torres
lui-même. Dans la section suivante, l'auteur décrit le traitement chirurgical des abcès d'origine calculeuse et il est
d'avis que, contre les abcès de ce genre, comme dans les
simples, on doit employer la ponction qui est peu dange-
reuse, pour faciliter et fixer le diagnostic, et permettre plus
tard le traitement par le drainage. Il continue ensuite par
le traitement chirurgical des fistules d'origine calculeuse
et préfère pour celles-ci la *Lombotomie*, quoique dans quelques cas elle seule soit insuffisante ; c'est alors qu'on doit
avoir recours à l'*Incision rénale* ou *Néphrotomie*. Il peut se
présenter des cas où cette même opération doive s'aider de
la *Lithotritie rénale*, qui sera d'ailleurs peu grave si l'on se
trouve en présence d'un calcul engagé dans un trajet fistuleux ; mais plus grave si le rein doit être ouvert préala-
blement. Pour faciliter l'extraction de la pierre engagée
dans le bassinet, le Dr Torres emploie un nouveau manuel
opératoire et décrit par lui-même en modifiant les anciens ;
il se sert d'instruments qu'il a fait faire spécialement pour
cette opération. L'un coupant, appelé *Néphrolithotome*, qui
peut servir de trocart explorateur, et en même temps, si l'on
croit opportun de faire une incision, en appuyant sur le
manche, faire séparer les deux lames de l'instrument ; ceux
qui ont la même configuration que le *lithotome double* se
manœuvrent de la même manière. Quant au second instrument appelé *Néphro–Thermo–Cautère*, l'auteur a eu pour but
avec cet instrument d'apppliquer à la *Néphro-Lithotomie*, les
propriétés avantageuses du thermo-cautère de Poquelin.
Cette partie est aussi illustrée de planches d'anatomie de la

région et des instruments créés par l'auteur. Maintenant nous arrivons à une question extrêmement importante l'*Extirpation du rein*. Le Dr Torres, à la suite d'une étude consciencieuse, déclare qu'elle est physiologiquement possible, à la condition que l'autre rein soit dans de bonnes conditions pour le fonctionnement de cet organe. Il fonde son opinion sur des expériences faites par lui-même et par d'autres maîtres. Ce point s'est démontré de lui-même dans les cas de rein unique congénital, ou dans les cas de rein resté seul par suite de ce que l'autre s'était complètement atrophié. D'un autre côté, il y a des reins calculeux qui ne servent plus à la sécrétion urinaire parce qu'ils se trouvent altérés dans leur structure. La contre-indication de cette opération se présente quand il n'existe qu'un rein unique, la néphrite du rein non calculeux et enfin la gravité de l'état général qui ne permettrait pas au malade de supporter une opération.

Le chapitre X est consacré au résumé des conclusions générales de l'ouvrage. Il est suivi d'un *Appendice* contenant de nombreuses observations de maîtres renommés qui se sont occupés d'un sujet aussi ardu que difficile. L'ouvrage se termine par un Indice Bibliographique complet, qui facilitera le travail de ceux qui voudront se livrer à l'étude de ce genre d'opérations.

Quant à nous, nous terminerons en félicitant le Dr Torres de son succès et de l'approbation qu'a obtenue son remarquable ouvrage.

III.

Chirurgie Argentine.

Contribution a l'étude de la Trachéotomie et de la Laryngotomie, par le Dr Melchor Torres, de Buenos-Ayres. Seconde édition, 1889.

Le livre que nous avons sous les yeux est un gros volume
in-8° de 450 pages, magnifiquement imprimé et illustré
de planches nombreuses.

L'auteur entreprend l'étude de la Trachéotomie et de la
Laryngotomie dans deux sections séparées ; il établit conséquemment une division importante, communément
non considérée par les auteurs classiques, et qui est
d'autant plus scientifique et pratique que ces deux opérations répondent à des indications très distinctes. Tandis que la première s'attaque à un *symptôme* (l'asphyxie),
la seconde s'applique à une *maladie* (lésions propres du
larynx). Ensuite, le sujet est successivement et méthodiquement divisé en huit chapitres très étendus, lesquels,
commençant à l'historique de cette partie de la chirurgie,
se continuent avec les détails nécessaires d'anatomie, de
physiologie et de pathologie topographique.

Vient ensuite une étude raisonnée et clinique de toutes
les méthodes et de tous les procédés opératoires, pour se
terminer en traitant des complications et même des derniers soins qu'on doit donner aux malades qui ont subi
cette opération.

Dès la première partie qui renferme l'historique de la
Trachéotomie, on sent d'une manière bien évidente un travail soutenu qui a présidé à la rédaction de l'ouvrage.

L'auteur remonte jusqu'aux époques les plus reculées dans les annales médico-chirurgicales, et cherche la Trachéotomie à l'époque d'Hippocrate. Il découvre son origine, marque ses premiers pas, suit ses progrès et ses vicissitudes à travers les siècles pour nous la montrer telle qu'elle est actuellement. Enrichie des découvertes et des progrès de la science moderne, la Trachéotomie moderne a corrigé les défauts de l'ancienne et s'est élevée de plus en plus jusqu'à la perfection.

Ces premières pages suffiraient pour donner du mérite à l'ouvrage, car elles ont dû prendre à l'auteur un temps considérable. La tâche était difficile, car les notes bibliographiques nombreuses et très détaillées qui les accompagnent prouvent que, pour les rédiger, il a fallu examiner un grand nombre d'ouvrages classiques dont quelques-uns fort anciens, aussi leur lecture a-t-elle dû exiger une patience et une érudition spéciale.

La publication d'un ouvrage important est, dans les sensations du monde, une vibration de double transcendance, scientifique et morale. Elle imprime un sceau nouveau à l'esprit de la science et influe sur la société en stimulant et en resserrant l'union réciproque des efforts de l'intelligence humaine. La science est le pouvoir, a dit Bâcon, et nous ajouterons que la science est ce qui embellit le plus une vie, lui donne de la dignité et honore l'homme devant ses semblables. La science médicale, qui est le grand véhicule de la félicité humaine, apporte la guérison et le baume là où la mort et la douleur menacent et torturent notre existence.

Aussi doit-elle tenir un rang supérieur et bien légitime qui oblige notre reconnaissance pour ses progrès et excite nos applaudissements pour tous, dans le cabinet ou dans la clinique, dans la chaire ou dans les publications écrites et travaillent à sa perfection et à l'utilité de ses services. Voilà pourquoi celui qui fait un ouvrage sur la médecine fait une entreprise sérieuse.

En effet, placez le socialiste, le philosophe ou l'homme de lettres dans l'isolement ; donnez-lui le temps d'étudier et de méditer les questions qui font l'objet de ses études, en supposant que chacun possède une intelligence peu ordinaire et une plume facile, avec ces seuls éléments beaucoup d'entre eux composeront des ouvrages de valeur sur le socialisme, la philosophie ou la littérature. Placez au contraire un chirurgien dans de semblables conditions, jamais il n'arrachera de ses propres ressources un secret de sa science et ne s'aventurera à écrire une seule page.

Le véritable talent du médecin publiciste ne s'acquiert pas par les lectures et les seules réflexions ; tout a besoin ici du contrôle des faits, aussi l'observation et la pratique sont-elles les deux seules sources de ce talent. En médecine, comme dans toutes les sciences qui réclament une longue pratique, comme condition indispensable de ses progrès, l'expérimentation est le seul réactif de la vérité.

Cette considération, dont l'évidence saute aux yeux, suffit, croyons-nous, pour en déduire comme corollaire, que les ouvrages qui traitent de la médecine ont un mérite réel et supérieur, comme celui dont nous nous occupons ici.

Dans son caractère général ce travail appartient à un genre de connaissances modernes et qui répond de la façon la plus opportune aux exigences actuelles de la science. Ceux qui ne seraient point initiés à ce fait, pourraient voir dans l'ouvrage du Dr Torres, comme dans d'autres semblables, une compilation plus ou moins méthodique d'un ensemble de faits se rattachant à un point spécial de la science ; puis, considérant ce travail comme moins intéressant que leurs originaux, accorder toute la valeur aux premiers. D'ailleurs, si cette appréciation faite à la légère se faisait jour, nous ne manquerions point de moyens de la combattre.

Un ouvrage du genre de celui du Dr Torres, est aujourd'hui d'une utilité si grande et si incontestable, que si l'on en arrêtait ou coupait le courant, la science médicale se démembrerait. On a tant observé et pratiqué, on a dit et écrit tant et si souvent sur chacune des branches de cette science, que les nombreux faits constitueraient des écueils et des nuages pour celui qui se livrerait à leur étude, s'il n'y avait point de travailleurs qui se donnassent la peine de les coordonner et de les réunir d'une manière homogène, de les éclairer de la lumière d'un talent approprié, et de les réunir au tout scientifique dont ils ne forment qu'une partie en évitant la confusion qui les tenait dispersés à leur origine. Bien plus, à l'heure actuelle, il est impossible de trouver contenu dans un seul ouvrage de pathologie médicale ou chirurgicale tout ce qu'on peut savoir sur une question déterminée. Dans la pratique même, l'empire du spécialisme tend nécessairement à s'établir de plus en plus, de telle façon que la vie d'un homme ne suffirait pas pour étudier et perfectionner les connaissances d'une région déterminée du corps. Or, sur certains points d'étude, il y a des ouvrages aussi étendus que peuvent l'être les plus grands de l'étude générale.

Dans l'*Etude de la Trachéotomie et de la Laryngotomie* on voit tous les faits connus sur ce sujet ainsi relatés et mis en ordre, et leurs défauts corrigés grâce au talent de l'auteur.

C'est donc un travail à l'ordre du jour, ardu et très utile, non seulement parce qu'il constitue un centre historique, où se trouvent réunies l'expérience et la discussion de faits nombreux et divergents quant aux vues, mais encore parce que, quand, à l'avenir, l'exercice des praticiens sera devenu plus exclusif, l'ouvrage que nous considérons aujourd'hui sera la première pierre d'une spécialité médico-chirurgicale importante.

Dans l'état actuel des connaissances humaines, aucun homme ne s'aventurera à répéter les idées de Pline que la nature est plus limitée que son génie. S'il est bien certain que la nature organique, avec un nombre limité d'éléments, produit tout l'ensemble des formes multiples sous lesquelles elle se présente à nous, l'observation et l'expérience, bases des méthodes modernes, ne peuvent et ne prétendent l'abaisser pas même en partie; bien au contraire, la division du travail est son cachet dominant. En médecine surtout, plus que ces génies qui veulent tout voir d'un seul coup d'œil, on a besoin d'esprits persévérants qui, avec une attention soutenue, se livrent au progrès d'un seul sujet.

Aussi partout le mérite qu'aura l'ouvrage que nous faisons connaître aujourd'hui, sera-t-il de présenter pour la première fois, tirées des nombreux écrits qui les tenaient renfermées depuis Hippocrate jusqu'à nos jours, des observations sur un sujet spécial, commentées et complétées par des études spéciales et originales. Ces observations obtiennent maintenant le nom de règles. L'ouvrage aura aussi le mérite de la nouveauté, en rendant les observations intelligibles à tous grâce aux explications d'un texte dans lequel brille l'érudition littéraire, et surtout de les fondre en principes sûrs et consacrés par la pratique.

En résumé, nous considérons « *la Contribution à l'Étude de la Trachéotomie et de la Laryngotomie* » du Dʳ Torres comme un ouvrage complet, clair et méthodique pouvant servir au chirurgien comme au praticien de guide pour les opérations, et au lecteur d'érudition et de jugement.

IV.

Académie de Chirurgie

L'Académie de chirurgie a étudié dans toutes leurs parties les questions proposées par le Dr Melchor Torres, lesquelles sont renfermées dans les conclusions générales de sa thèse inaugurale (Année 1878), chapitre X, ayant pour titre : *Des Calculs du Rein et de la Néphrotomie*, et soutenue par son auteur devant la Faculté de médecine de Paris. Cette thèse valut au Dr Torres la note : « Extrêmement satisfait » et fut couronnée d'une médaille. Nous avons aujourd'hui sous les yeux la 2e édition de cet ouvrage (1889) ; les conclusions n'en ayant point varié ni dans le fond ni dans la forme, avec la 1re édition de 1878, l'Académie de chirurgie accepte dans toutes ses parties les dites conclusions pour les considérer en tout conformes aux conseils indiqués dans les dites opérations, et nomme le Dr Melchor Torres « *Membre correspondant étranger* » à Buenos-Ayres.

Ci-joint le texte se rapportant à l'acte ci-dessus.

CHAPITRE X
Conclusions générales

I. Les auteurs anciens croyaient que le calcul du rein était situé dans l'épaisseur du parenchyme rénal, aujourd'hui on s'accorde à dire que le calcul du rein siège dans le bassinet ; ils confondaient facilement ensemble les symptômes de l'abcès du rein, ceux des néphrites chroniques, ceux même de la pyélite calculeuse ; ce n'est qu'à une époque relativement récente que les recherches chimiques ont permis d'établir des divisions tranchées entre les calculs de mêmes provenances ; de là quelques indications nouvelles pour l'étiologie et le traitement.

II. Il se pourrait que le calcul rénal fût causé quelquefois par une irritation, par un traumatisme de la périphérie du rein, car les recherches physiologiques ont démontré que la lésion inflammatoire d'un point du territoire rénal amenait l'obstruction d'un groupe de canalicules par des matières solides.

III. Nous n'avons étudié, comme *calcul*, que la concrétion suffisamment volumineuse, pour ne pas être expulsée normalement avec les urines ; nous n'avons donc fait qu'accessoirement l'étude des sables et celle de la gravelle.

a). Le nombre des calculs vrais du rein est ordinairement peu considérable, d'autant que, parvenues à un certain volume, les concrétions rénales se touchent, se juxtaposent et se soudent même parfois.

b). La forme des calculs rénaux est variable ; en cela, ils se distinguent des calculs vésicaux plus régulièrement globuleux. Les petits calculs rénaux sont cependant quelquefois arrondis, mais c'est alors qu'ils sont multiples. Les calculs plus volumineux sont munis ordinairement d'apophyses et offrent, en tous cas, les formes les plus singulières.

Le volume des calculs du rein est moins considérable que celui des concrétions vésicales, car l'espace dans lequel ils se développent est moindre ; on peut cependant trouver dans le rein des pierres d'un volume peu en rapport avec l'âge et les dimensions du rein du malade.

En général, les calculs du rein pèsent moins que ceux de la vessie.

c). De couleur variable, le calcul rénal est généralement bruni par des matières organiques étrangères ; chaque couche a sa coloration propre, si sa composition chimique est différente ; la dureté d'un calcul dépend de celle des couches qui le composent et de l'état de dessication de ces couches.

d). Les calculs rénaux sont composés principalement d'acide urique pur ou mêlé à des phosphates calcaires, ou à de l'oxalate de chaux , on ne pourrait admettre pour ces concrétions une division trop tranchée, comparable à celle de la gravelle, car le plus souvent un calcul ancien est composé de couches d'incrustations successives et généralement de composition différente.

Les composants des calculs sont les mêmes dans le rein et dans la vessie, on les reconnaît par les mêmes méthodes d'analyse ; en combinant le procédé microchimique et l'analyse par voie sèche, on arrivera à les déterminer rapidement.

Les calculs composés offrent trois formes principales ; ayant pour centre un noyau simple ou multiple, ils ont une écorce interrompue, granuleuse ou apophysaire.

e). Contrairement à l'opinion des auteurs anciens, il nous a semblé que le rein droit était atteint une fois et demie plus souvent que celui du côté gauche, et que les deux reins étaient presque aussi souvent atteints que le seul rein gauche.

f). La présence d'un calcul détermine dans le rein des modifications profondes ; nous n'avons pas d'exemple de gangrène du rein, mais sa suppuration est fréquente ; le plus souvent le bassinet suppure et, par sa distension, cause l'atrophie du rein. Il n'est pas rare de rencontrer des calculs dans les reins kystiques, dans ceux atteints de cancer, etc. ; toute stagnation de l'urine et toute diminution du champ urinaire servant de causes prédisposantes.

La néphrite calculeuse est diffuse, qu'elle débute par l'épithélium ou par le tissu interstitiel, elle tend toujours vers la sclérose du rein, ou vers l'abcès périnéphrétique, plutôt que vers celui du parenchyme rénal.

La muqueuse du bassinet secrète une certaine quantité de pus, d'où la formation d'une poche purulente.

L'examen histologique des cas que nous avons observés et représentés dans nos planches, a toujours indiqué une *néphrite interstitielle avec atrophie glomérulaire et dégénérescence granulo-graisseuse des épithéliums sécrétoires.*

Le rein opposé au rein calculeux n'est pas normal non plus ; il commence par s'hypertrophier pour suffire aux besoins de la sécrétion urinaire, mais bientôt il peut lui-même par suite de la persistance du calcul de l'autre côté, être atteint de néphrite ; cette néphrite interstitielle peut, à son tour, se terminer par l'atrophie du rein : ainsi se trouvent expliqués les états variables du rein non calculeux relatés dans les observations.

Nous avons démontré la réalité de cette assertion par quelques expériences.

Il est, en effet, facile d'extirper un des reins sans causer la mort d'un animal ; on voit alors l'atrophie de l'uretère se produire, ainsi que l'hypertrophie compensatrice du rein laissé en place. Des expériences que l'on nous a communiquées et de celles que nous avons faites, il résulte que cette hypertrophie s'accompagne de modifications histologiques presque inflammatoires, telles que la chute de l'épithélium des tubes droits, ou réellement pathologiques, comme le travail de sclérose, dont nous avons été à même de voir le début, travail qui se limite rapidement, mais qui pourrait s'accroître si le calcul était laissé en place.

Les uretères sont souvent ulcérés par les calculs du rein qui y sont en partie engagés ; il n'est pas rare de voir le calcul vésical accompagner celui du bassinet.

Les autres organes sont quelquefois lésés chez les calculeux du rein, soit qu'il y ait eu une complication à proprement parler, soit qu'une affection de hasard ait causé la mort du malade.

Il se produit des fistules soit réno-viscérales, soit réno-cutanées.

IV. Les *causes* du calcul rénal sont celles de la gravelle, mais cependant la gravelle est beaucoup plus fréquente que le calcul, car il faut un certain concours de circonstances pour que celui-ci se produise.

La goutte peut causer la néphrite calculeuse, mais moins fréquemment qu'on ne le suppose ordinairement.

Les rapports des calculs des reins et de ceux de la vessie sont moins intimes qu'on ne le croit ; il est deux fois plus fréquent de constater le calcul rénal sans trouble des voies urinaires inférieures, que de noter dans les observations soit un calcul vésical, soit une série de coliques, soit même la gravelle, car le calcul du rein est souvent assez volumineux pour ne pouvoir sortir du bassinet, il y reste enclavé et ne cause ni colique, ni gravelle.

Le sexe ne semble pas avoir d'influence sur le développement du calcul rénal ; cette affection semble atteindre surtout l'âge adulte et être moins fréquente dans l'enfance et dans l'extrême vieillesse.

Le décubitus, la position du corps dans le cas de maladie, ont paru prédisposer à une localisation rénale du calcul.

Les lésions rénales, et en particulier la déchirure du rein par contusion, semblent avoir une influence beaucoup plus marquée, car le calcul rénal se développe dans ces cas du côté même du traumatisme.

L'influence de la diathèse urique est incontestable, mais cependant on ne la retrouve pas dans toutes les observations.

V. Il existe des calculs du rein, même volumineux, qui ne se révèlent par aucun symptôme ; et réciproquement

certains symptômes des calculs rénaux peuvent exister en
l'absence d'un calcul.

Les principaux symptômes des calculs du rein sont : la
douleur, les vomissements, les modifications en qualité ou
quantité de l'urine, l'hématurie et la présence d'une tumeur de la région lombaire ou de l'hypochondre ; quelquefois on aura de la fièvre, des convulsions ; bientôt la
cachexie se produit pas excès de suppuration, soit que le
pus sorte par une fistule, soit qu'il soit mélangé aux urines ,
ces symptômes se réveillent par accès et causent, si le calcul
est assez petit, la colique néphrétique.

La *douleur* est un symptôme fréquent (35 0/0).

Le *vomissement* est réflexe ou causé par l'intoxication
urémique ; il est moins fréquent que la douleur, sauf dans
le cas de colique néphrétique.

L'*examen des urines* est très important pour confirmer
les soupçons que l'on peut avoir d'un calcul rénal, mais il
ne suffit pas à lui seul pour reconnaître la présence d'un
calcul.

L'*hématurie* du calcul rénal vient toujours du bassinet ou
de l'uretère, elle accompagne la colique néphrétique, elle
est transitoire : si elle est précoce et répétée, elle répond à
un calcul volumineux du bassinet, si elle est tardive, ce
sera le plus souvent celle du petit calcul ; l'étude du symptôme hématurie peut donner de grandes présomptions sur
le volume et sur le siège du calcul rénal.

La *colique néphrétique* résume les symptômes précédents ;
elle peut s'accompagner d'expulsion calculeuse, si le calcul
est petit, ou être fruste si le calcul assez volumineux retombe dans le bassinet, après avoir en vain cherché à franchir l'uretère.

L'*hecticité*, dans le cas de calcul rénal, dépend de la pyélite suppurée et des abcès périnéphrétiques ; elle se carac-

térise par des symptômes variables et surtout par une élévation de température et des frissons irréguliers le soir.

La *tumeur* survient dans les dernières périodes du calcul
rénal ; elle est lombaire dans 15 0/0 des cas, et non lombaire dans 7 0/0. Elle s'ouvre dans les organes voisins ou
sous la peau, d'où des *fistules* réno-viscérales ou réno-cutanées.

On a quelquefois noté le *choc des calculs*, ce bruit de
collision n'est pas fréquent et n'a rien de pathognomonique,
s'il est isolé ; mais combiné aux symptômes précédents, il
acquiert une valeur considérable.

La *marche* du calcul rénal est à peu près régulièrement
déterminée; après avoir causé les symptômes précités, le
calcul enflamme le bassinet, y détermine la production d'une
sécrétion purulente, qui peut s'y accumuler, former tumeur
et, dans des cas relativement favorables, comprimer assez
le tissu rénal pour en déterminer l'atrophie.

VI. Les *complications* du calcul rénal se divisent en accidentelles et en celles qui dérivent de l'extension de la néphrite calculeuse. Celle qui influe le plus sur le pronostic,
c'est la néphrite sympathique du rein resté sain jusqu'a-
lors.

Le *pronostic* est très grave, car il y a sept morts contre
une guérison, et parce que la guérison spontanée ne s'ob-
serve que dans 1/14ᵉ des cas.

Rarement les calculeux du rein meurent de phthisie pul-
monaire, même quand ils sont épuisés par la suppuration.

Il faut être toujours très réservé sur le pronostic du calcul
rénal, car il est difficile de connaître l'état du rein non
calculeux, car on ne sait pas non plus si le pus du bassinet
ne se créera pas une issue anormale qui pourrait causer la
mort.

VII. Le diagnostic du calcul du rein est tantôt impossible

à faire tantôt plus facile qu'on ne le suppose ordinairement.

Laissant de côté les cas de simulation et ceux de calculs latents, nous dirons que l'on peut tantôt rester dans le doute faute de signes suffisants ou communs à trop d'affections différentes, tantôt avoir de fortes présomptions pour affirmer l'existence d'un calcul du rein et son siège anatomique.

La précision du diagnostic est nécessitée par l'intervention chirurgicale possible.

Le premier groupe d'*incertitude* comprend tous les faits où un symptôme prédomine de façon à empêcher de reconnaître le calcul rénal, il comprend aussi les cas où il n'y a qu'un ou deux symptômes de réunis ; et nous y rangeons même les cas où la colique néphrétique, avec ou sans expulsion calculeuse, a été seule observée ; on pourrait bien à la rigueur diagnostiquer dans ce cas la présence d'un calcul du rein, mais on ne serait pas sûr de son siège, toute intervention chirurgicale serait donc coupable.

Il faut, ou une tumeur, surtout lombaire, ou une fistule, pour avoir le cas de *certitude possible*. Nous croyons avoir démontré que, malgré quelques difficultés, on peut parfois faire alors un diagnostic exact quant au siège du calcul et quant aux conditions opératoires dans lesquelles se trouvera le malade.

Le cas de *certitude absolue* naît du choc du calcul senti directement avec le stylet à travers une fistule ou avec le trocart explorateur.

Nous nous tiendrons donc sur la réserve si la douleur, la colique rénale seules sont observées, même après examen des urines ; nous discuterons au contraire les conditions opératoires si la tumeur, la fistule ou le choc du calcul nous ont permis de connaître l'existence et le siége d'un calcul du rein.

En d'autres termes le diagnostic médical pourra se contenter de fortes présomptions et faire dans le doute. instituer un régime qui n'offre rien de dangereux ; le diagnostic chirurgical, au contraire, devra être basé sur une conviction profonde des consultants, pour autoriser, le cas échéant, les graves opérations auxquelles on pourrait avoir recours.

Ces conditions de certitude ne sont pas si rares qu'on le pense, dans plus de la moitié des cas que nous rapportons, on aurait pu faire le diagnostic.

VIII. *Le Traitement médical* n'a guère d'efficacité que contre la gravelle ou pour modifier les conditions hygiéniques qui ont causé des calculs : il consiste surtout en moyens prophylactiques et palliatifs ; il est insuffisant pour combattre le calcul volumineux du rein ; l'usage des alcalins, la diète aqueuse, ont pu faire rendre des calculs de volume modéré, mais il est évident qu'un calcul enchatonné ne peut ni se dissoudre dans le rein sous l'influence d'un régime convenable, ni se dégager de ses connexions et passer par l'uretère dont il excède les dimensions.

IX. C'est donc au *Traitement chirurgical* qu'on pourra avoir recours dans quelques cas, non seulement contre le calcul lui-même, mais aussi contre les accidents qu'il a pu causer.

L'anatomie de la région rénale démontre que le rein est accessible, sans grands traumatismes, il n'y a pas de vaisseaux ni de nerfs importants entre la peau de la région lombaire et le rein.

a). Contre les *abcès* qui accompagnent le calcul on a employé : 1° la *ponction*, c'est un moyen peu dangereux et qui peut fixer le diagnostic ; 2° la *ponction et l'incision* (mauvais moyen) ; 3° la *ponction et l'introduction d'une canule à demeure* (moyen meilleur) ; 4° l'ouverture par les *caustiques*, moyen long, douloureux, difficile même en employant, ce qui vaudrait mieux, le cautère électrique ou le thermo -

cautère ; 5° le *drainage*, bon moyen employé une fois par M. Verneuil.

b). Les *Fistules* ont toujours été traitées par les moyens appropriés.

c). On peut recommander la *lombotomie* superficielle, elle correspond à une ouverture d'abcès quelconque ; profonde, elle devrait être faite, car il y eut des succès dans la proportion de deux contre une mort ; encore dans ces cas la terminaison fatale tenait elle à des accidents qu'on aurait pu éviter.

d). Le plus grand reproche qu'on puisse faire à la lombotomie, c'est qu'elle est ordinairement insuffisante ; on peut alors faire l'*incision rénale ou néphrotomie*, elle nécessite quelquefois la *lithotritie rénale*, peu grave si elle porte sur un calcul engagé dans un trajet fistuleux, plus grave au contraire, si le rein doit être incisé avant.

Cette extraction de la pierre enclavée dans le bassinet nous a semblé facilitée par les deux instruments nouveaux que nous proposons ; le *néphrolithotome* tranchant, et le *néphrothermocautère*, dont l'emploi sur le cadavre nous a donné de bons résultats.

Les indications et les contre-indications de la lombotomie sont toujours subordonnées à l'exactitude du diagnostic ; on emploie le plus souvent la voie lombaire, la voie antérieure ayant été prise seulement quand il y avait des erreurs de diagnostic et qu'on croyait opérer des tumeurs de l'ovaire.

La lombotomie compte quelques cas de succès bien authentiques.

e). L'*extirpation du rein* est physiologiquement possible comme le démontrent les expériences si souvent renouvelées, et l'étude des cas de rein unique congénital ou de rein devenu unique parce que son congénère est complètement atrophié.

Certains reins calculeux, d'autre part, ne servent plus à

la sécrétion urinaire, car ils sont altérés dans leur structure, mais ils sont cependant dangereux pour l'existence des malades, car le calcul qu'ils contiennent est la source de suppurations intarissables.

On pouvait donc songer à enlever ce rein.

C'est ce que Simon a fait en 1870.

L'*ablation du rein* s'est faite par erreur par la voie péritonéale, et exprès par la région des lombes : on compte plusieurs succès à l'appui de cette dernière méthode.

L'ablation du rein est indiquée si le calcul est trop enclavé pour permettre de le retirer par une incision rénale peu étendue : les chances d'hémorrhagie de l'incision multiple sont trop grandes, on préférera enlever le rein et le calcul ensemble.

On a fait plusieurs objections à cette méthode, les deux principales sont : 1° l'existence d'adhérences ; 2° le danger où l'on est de rendre calculeux le rein laissé en place.

Les adhérences sont moins fréquentes et moins serrées qu'on ne le croit généralement.

Il n'y a d'autre part pas de raison de croire que le rein opposé deviendra calculeux ; le malade, quand il ne sera plus fatigué par la suppuration, sera dans des conditions qui combattront au contraire la tendance à la lithiase rénale.

Il existe trois contre-indications formelles à l'ablation du rein : 1° le rein unique (ordinairement en fer à cheval) ; 2° la néphrite du rein non calculeux ; 3° la gravité de l'état général qui ne permettrait pas au malade de supporter une opération.

Si, après une discussion approfondie du diagnostic et des indications opératoires, l'on se décide à pratiquer l'ablation du rein, on peut avoir recours au procédé de Simon, à celui de Linser, ou enfin à celui que nous proposons, et qui, grâce à quelques modifications de l'appareil instrumental et du procédé de Simon, nous semble devoir donner des résultats satisfaisants.

L'existence d'un calcul volumineux du rein étant bien reconnue, le malade peut guérir apres intervention chirurgicale, comme le démontrent plusieurs observations.

Le chirurgien, dans ce cas, fait une opération hardie, mais il n'agit pas à la légère et on ne saurait le taxer d'imprudence.

Ce traitement chirurgical ne doit du reste pas être donné comme règle dans tous les cas de calcul du rein ; il est réservé aux cas où le malade offre des conditions de résistance qui lui permettront de vivre après une si grande opération, alors qu'il serait voué à une mort certaine si on ne l'opérait pas.

V.

Science Américaine

Nous avons reçu avec plaisir un exemplaire de la 2ᵉ édition (1889) de l'ouvrage intitulé *Trachéotomie et Laryngotomie* que vient de publier le chirurgien argentin, le Dʳ Melchor Torres, lauréat de notre Faculté de médecine de Paris.

Cet ouvrage, considéré d'une manière générale, constitue assurément une nouveauté scientifique, car la chirurgie ne possédait jusqu'à présent aucun travail aussi complet sur la Trachéotomie et la Laryngotomie. Il y avait bien, éparses çà et là, des données et des observations, mais ce qui manquait, c'était le travail qui devait les réunir, les juger et les coordonner sous une forme magistrale et didactique capable de servir à l'enseignement et à la pratique de ces deux importantes opérations. Tout le monde sait qu'elles consistent à ouvrir le canal respiratoire pour rendre à un malade gravement atteint l'air et la vie que l'asphyxie lui enlève.

Ainsi le travail du Dr Torres, comme nous le verrons, a non seulement le mérite d'établir la Trachéotomie dans le croup sur des principes et des considérations préventives qui présagent des résultats très efficaces, mais il a encore pour but de généraliser la même opération ainsi que la Laryngotomie dans un plus grand nombre de maladies où son application était peu connue ; sans aucun doute qu'elles sont très utiles et que leurs effets sont supérieurs à tous les autres moyens employés pour les combattre.

Une des conditions *sine quâ non* des ouvrages de médecine, c'est l'appui des explications sur des faits pratiques. Le Dr Torres a dû en bien comprendre la portée et le système qu'il a adopté dans son travail le met à l'abri de toute objection à cet égard. Il écrit en établissant les principes que ses réflexions lui ont suggérés, mais aussitôt il réunit une ou plusieurs observations attestées par d'éminents professeurs pour démontrer ce qu'il avance. Nous savons donc, dès lors, que c'est un ouvrage *utile* et *vrai* ; de plus, il est *beau*, parce que l'esthétique n'a pas été oubliée dans la partie littéraire du travail.

Voici maintenant un détail. Le livre est méthodiquement divisé en plusieurs chapitres étendus auxquels correspondent des subdivisions disposées par ordre alphabétique. Le tout correspond successivement à l'historique, à l'anatomie, aux indications et contre-indications de la Trachéotomie, aux instruments et au manuel opératoire, aux complications immédiates et subséquentes. Enfin, vient la Laryngotomie dans laquelle l'auteur développe en sections analogues toutes les questions se rattachant spécialement à cette dernière opération.

Le chapitre I, *Historique de la Trachéotomie,* fait connaître pas à pas les progrès de la science depuis la création de cette opération et ses perfectionnements successifs, jusqu'aux dernières connaissances établies par la chirurgie moderne

L'auteur a passé en revue toute l'antiquité en suivant là voie tracée par les livres qu'elle a produits, ce qui fournit comme résultat un ensemble de données qui ont leur importance bien à propos.

En outre. l'auteur ajoute, pour qu'on puisse établir une comparaison, une statistique de la pratique de la Trachéotomie dans les différents pays de l'Europe; cette statistique est en quelque sorte le résumé de ses connaissances et de ses lectures. Aussi est-ce avec raison qu'il met en première ligne la France et l'Allemagne, viennent ensuite l'Angleterre, la Belgique, l'Italie, l'Espagne, le Portugal et la Russie.

Il termine en s'occupant de son application dans l'Amérique du Nord et du Sud, et donne une statistique de la Trachéotomie à Buenos-Ayres qui paraît pour la première fois. A ce sujet, le Dr Torres fait quelques observations très judicieuses tendant à modifier les conséquences généralement mauvaises qu'elle révèle; il fait aussi remarquer quelle grande influence sur l'issue de l'opération peut avoir l'opportunité de l'opération.

Le chapitre II, *Anatomie de la région*, enseigne d'une manière claire et concise tous les détails anatomiques de la partie du cou où se pratique l'opération, éléments indispensables pour réussir avec art, tout en évitant la lésion des vaisseaux et des nerfs si importants à la vie qui sont placés par la nature dans cette région. Dans cette partie, l'auteur fait une remarque sur une anomalie artérielle, découverte par lui dans ses dissections et que, suivant lui, on ne doit point perdre de vue dans la pratique de l'opération.

Le chapitre III, un des plus étendus, comprend plusieurs subdivisions traitant des *Indications et Contre-Indications de la Trachéotomie*. C'est dans cette partie de l'ouvrage que se trouve tout le fini du travail. L'auteur y développe avec un rare talent et une grande érudition les questions les plus variées ; il assigne à chacune d'elles la valeur indicatrice qu'elle a réellement ; il discute avec élévation les particularités de chaque cas, il développe ses idées en les appuyant sur de nombreuses observations, argument pratique qui, nous l'avons dit, ne manque jamais dans tout le cours de l'ouvrage. Il indique et démontre successivement les bienfaits de la Trachéotomie dans les diverses lésions traumatiques du larynx et de la trachée, dans les brûlures du larynx, etc. : dans le croup, considéré dans toute son importance, comme fréquent dans ce pays, comme le révèlent les statistiques et les tableaux accompagnant cette partie du travail. L'auteur les utilise d'une manière très scientifique pour étudier la Trachéotomie à Buenos-Ayres, les défauts qui l'ont accompagnée et comment on devra l'instituer pour en recueillir tous les bienfaits. L'œdème de la glotte, les rétrécissements organiques du larynx et de la trachée, comme subséquents à la présence d'un néoplasma adjacent, le goitre, les anévrismes dans la région, les affections nerveuses et convulsives qui, comme l'hystérisme, le tétanos, l'épilepsie et autres qui produisent des symptômes d'asphyxie par le rétrécissement spasmodique du larynx, les tumeurs, les angines et les inflammations de la langue. Toutes ces maladies, et autres qu'il serait trop long d'énumérer, sont étudiées sur le terrain de la chirurgie et combattues par la Trachéotomie dans une foule de cas que l'auteur appuie sur des faits pratiques.

Le chapitre IV est destiné aux *Instruments*.

Avant de montrer l'opération elle-même, le Dr Torres expose dans les pages de ce chapitre quels sont les instruments employés. Il fait de chacun la description qui lui convient, en même temps que les dessins qui accompagnent le texte en facilitent l'étude au lecteur.

Il ouvre ensuite le chapitre V avec le *Manuel opératoire*, c'est-à-dire le maniement des instruments. Comme cette question n'est point résolue d'une manière uniforme par tous les professeurs, le D' Torres s'occupe séparément de chacun des procédés suivant lesquels on peut pratiquer la Trachéotomie, tels sont : le procédé *lent* de Trousseau, le procédé *rapide* de Saint-Germain, le *mixte* de Bourdillat, et enfin le procédé du galvano-cautère, d'usage plus récent. Le Dr Torres donne à chacun de ces procédés la valeur et l'opportunité qu'ils ont en réalité. Il fait beaucoup d'appréciations sérieuses sur le mérite et les avantages de chacun, d'où il déduit de sages conclusions qu'il donne aux chirurgiens comme règle de conduite en faveur de tel ou tel procédé. Torres semble un vieux maître lorsqu'il tire ses corollaires de son observation et de son expérience. C'est le reste de vie qu'a encore le malade que le Dr Torres prend comme critérium pour l'adoption de telle ou telle méthode. Quant au galvano-cautère ou au thermo-cautère, le chirurgien argentin déclare, d'accord avec les meilleurs juges, que le cas où il se recommande le plus à propos, c'est chez les adultes.

Le chapitre VI expose les *Accidents et les Complications immédiates* de l'opération tels que la syncope, l'hémorrhagie, l'introduction de l'air dans les veines, les fausses membranes, les convulsions, une incision vicieuse, la blessure des organes voisins, etc., pourraient compromettre beaucoup l'issue de l'opération si l'on ne connaissait les éléments nécessaires pour les éviter ou pour les combattre, éléments que le D' Torres expose en détail.

Après l'opération, il y a certaines précautions à prendre pour éviter l'imprévu qui peut se présenter dans le cours de la guérison, c'est ce que l'auteur consigne dans une partie du chapitre VII. Le reste traite des causes qui retardent l'enlèvement de la canule et se termine par l'exposé des observations recueillies par l'auteur dans les hôpitaux de Paris. Ainsi se termine la première partie de l'ouvrage, la *Trachéotomie,* qui occupe les trois quarts du livre.

La seconde partie de l'ouvrage contient la *Laryngotomie*, opération plus moderne, et aussi moins pratiquée que la précédente.

L'auteur ne consacre à cette opération que les développements qu'elle mérite, mais il conserve toujours le même ordre et la même profondeur de connaissances correspondant au plan général de l'ouvrage.

Il y a dans cette partie un chapitre consacré à l'*extirpation du larynx*. L'auteur fait de cette opération une brillante étude, en établissant les cas où on doit la considérer comme indiquée. Aussi, en conséquence, donne-t-il toutes les connaissances anatomiques et chirurgiques nécessaires pour exécuter l'opération. Il la juge d'après le résultat de ses observations et de ses réflexions, sur toutes les autres opérations du même genre qui jusqu'à ce jour ont amené à un résultat. Cette importante question termine la *Laryngotomie.*

Pour finir, nous noterons un long indice bibliographique, qui ouvre et facilite le champ d'études plus approfondies, particulièrement destiné à ceux qui désirent y appliquer toute leur intelligence.

Après cet exposé et l'accueil que l'ouvrage que nous annonçons a reçu du public médical, nous croyons être humble en le recommandant. Personne mieux que ceux qui se destinent à la difficile étude de ce que traite l'ouvrage, ne saura apprécier à sa juste valeur son mérite et son utilité.

Tout le corps médical mettra, sans doute, l'ouvrage du distingué chirurgien argentin au nombre de ceux qui servent de base à son majestueux monument et la République Argentine verra en lui, avec plaisir, l'effort d'un de ses citoyens distingués par son progrès scientifique. Pour notre part, nous félicitons sincèrement son évènement, en désirant que le Dr Torres, auquel nous adressons nos plus vives félicitations, ait beaucoup d'imitateurs, pour que cette nation sympathique avance de plus en plus dans la voie de la science, qui est la voie de l'agrandissement la plus solide et la plus glorieuse.

VI.

Chirurgie du rein.

Le Dr Melchor Torres, docteur de la Faculté de médecine de Paris et médecin-chirurgien de la Faculté de Buenos-Ayres, vient de publier la seconde édition d'un livre intitulé : « *Calculs du Rein et de la Néphrotomie* » extrêmement intéressant à tous les points de vue, aussi mérite-t-il d'être étudié non seulement par ceux qui ont la noble mission sinon de rétablir complètement la santé, mais au moins de procurer au malade et à sa famille quelque consolation, et aussi par ceux qui s'attachent à toutes les connaissances humaines et principalement à la chirurgie.

Cet ouvrage, méthodiquement coordonné, est divisé en plusieurs parties. L'auteur débute en faisant un historique assez détaillé du sujet qu'il veut traiter : il commence à Hippocrate, Rufus, Galien, Arétée, Paul d'Egine et autres, jusqu'à nos jours; il donne le nom, l'année et le nombre des thèses présentées à la Faculté de médecine de Paris sur la matière; enfin, il termine cette première partie de son ouvrage par un travail minutieux des personnages célèbres qui ont été atteints de cette maladie, tels que le ministre Colbert, la princesse palatine Elisabeth, l'archiduc Ernest, le cardinal Franzoni, le pape Innocent XI, Erasme, le président Lamoignon, le médecin Mercuriale, l'empereur Don Pedro, le roi Philippe IV, l'anatomiste Scarpa et beaucoup d'autres.

Vient ensuite la description physiologique et histologique

normale du rein à l'état sain, ce qui est absolument nécessaire pour pouvoir établir une comparaison avec l'état pathologique de cet organe. Ce chapitre se continue par les
détails physico-chimiques du calcul, l'anatomie et l'histo-
logie du rein calculeux, l'anatomie pathologique des voies
urinaires, et celle des lésions qui déterminent la mort à
titre de complications éventuelles chez un malade déjà atteint
des calculs du rein.

Le Dr Torres a seulement étudié les concrétions volumi-
neuses ou calculeuses pouvant nécessiter l'intervention chirurgicale. Leur nombre est généralement peu considérable,
leur forme variable est précisément ce qui les distingue des
calculs vésicaux, leur volume est toujours moins considérable que ceux de la vessie et ils pèsent moins. La couleur des
calculs rénaux est ordinairement brunie par des matières
organiques étrangères, chaque couche a sa couleur propre
et une composition chimique différente ; c'est le plus souvent de l'acide urique mêlé à des phosphates calcaires ou à
l'oxalate de chaux, leurs éléments sont presque toujours
les mêmes que ceux de la vessie, et on les reconnaît par les
mêmes méthodes chimiques. D'après les observations recueillies par l'auteur, le rein droit est plus souvent atteint
que le rein gauche. La présence de calculs dans le rein
donne lieu à des modifications profondes, la suppuration
est fréquente ; généralement c'est le bassinet qui suppure,
et, par sa distension, détermine l'atrophie du rein. Il n'est
pas rare de rencontrer des calculs dans les reins kystiques.
La néphrite calculeuse est diffuse, qu'elle commence par
l'épithélium ou par le tissu interstitiel, elle tend toujours
vers la sclérose du rein ou vers l'abcès périnéphrétique,
plutôt que vers celui du parenchyme rénal ; les cas qui ont
été examinés par le Dr Torres sont en grande partie des néphrites interstitielles avec atrophie glomérulaire et dégéné-
ration granulo-graisseuse des épithéliums sécrétoires.

Le rein opposé au rein calculeux ne se trouve point généralement normal ; il commence par s'hypertrophier pour
subvenir aux nécessités des sécrétions urinaires, mais presque toujours, il est attaqué de néphrites précisément parce
que le rein opposé est calculeux ; cette néphrite interstitielle peut à son tour se terminer par l'atrophie du rein.
C'est ainsi que se trouvent expliqués les états variables du
rein calculeux cités dans les observations que présente
l'auteur. La preuve de cette assertion a été démontrée par
des expériences pratiquées par le Dr Torres. En effet, il est
facile d'extirper un rein sans pour cela causer la mort de
l'animal : alors on voit se reproduire l'atrophie de l'uretère
ainsi que l'hypertrophie comme aussi l'hypertrophie compensatrice du rein qu'on a laissé. Des expériences faites, il
résulte que l'hypertrophie est accompagnée de modifications
histologiques inflammatoires, telle que la chute de l'épithélium des tubes droits ou réellement pathologiques comme
le travail de l'esclérosis, les uretères sont généralement
ulcérés à cause des calculs rénaux qui en partie y sont
engagés.

En traitant de l'étiologie générale et locale du rein, c'està-dire en étudiant les relations des calculs rénaux avec l'affection. calculeuse en général, l'auteur le fait avec les maladies comme la goutte, l'arthritisme qui peuvent lui donner
naissance. Le traumatisme est une des causes qui prédisposent aussi au calcul, et l'on peut dire que les causes du
calcul rénal sont en grande partie les mêmes que celles de
la gravelle. Le sexe ne semble pas avoir d'influence sur le
développement des calculs rénaux, il s'attaque généralement à l'âge adulte. Le décubitus, la position du corps dans
les cas de maladie semble prédisposer à une localisation
rénale du calcul ; les lésions rénales et en particulier la rupture du rein par contusion ont une action beaucoup plus
marquée, puisque le calcul rénal se développe dans ce cas

du côté même du traumatisme. L'influence de la diathèse urique est incontestable, bien qu'on ne la rencontre pas dans
tous les cas.

Au moment de s'occuper de la symptomatologie et de la
marche, l'auteur nous rappelle qu'il existe des calculs volumineux du rein qui ne se manifestent par aucun symptôme. Réciproquement, il peut se manifester certains symptômes de calculs rénaux, sans que pour cela le malade soit
atteint d'une semblable affection.

Les principaux symptômes sont : la douleur, les vomissements, les modifications en qualité et en quantité de l'u-
rine, l'hématurie et la présence d'une tumeur dans la région lombaire ou de l'hypocondre. Quelquefois peut se présenter la fièvre plus ou moins intense et jusqu'aux convulsions ; bien vite alors se présente la cachexie produite par
un excès de suppuration, que le pus sorte par une fistule ou
qu'il soit déjà évacué mêlé aux urines. Généralement ces
symptômes se manifestent par un accès et causent, si le
calcul est assez petit, la colique néphrétique. La douleur
est assez fréquente et se présente dans la moitié des cas au
moins. Le vomissement est réflexe ou produit par l'intoxication urémique, il est moins fréquent que dans la douleur, sauf dans le cas de coliques néphrétiques.

L'examen des urines est excessivement important et doit
toujours se faire pour confirmer chaque soupçon qu'on peut
avoir, bien que ce seul examen soit insuffisant pour diagnostiquer la présence d'un calcul. L'hématurie produite par un
calcul rénal vient toujours du bassinet ou de l'uretère ; elle
est accompagnée de coliques néphrétiques et transitoires.

Maintenant, si elle est fréquente et répétée, elle répond à
un calcul volumineux du bassinet ; si elle est tardive, ce sera
le plus souvent celle du petit calcul ; l'hématurie peut
donner des présomptions sur le volume et sur la place
qu'occupe le calcul.

La colique néphrétique résume les symptômes précédents; elle peut être accompagnée d'expulsion calculeuse, si le calcul est petit ou être fruste si le calcul assez volumineux, retombe dans le bassinet après avoir cherché en vain à franchir l'uretère. L'hecticité dépend de la piélite suppurée et des abcès périnéphritiques. Elle se caractérise par des symptômes variables et surtout par l'élévation de la température et des frissons irréguliers le soir. La tumeur apparaît dans les dernières périodes du calcul rénal et les statistiques font connaître qu'elle est lombaire dans 15 0/0 des cas, tandis qu'elle ne l'est pas dans 7 0/0. Elle s'ouvre dans les organes voisins ou sous la peau en produisant des fistules réno-viscérales ou réno-cutanées. Quelquefois on a remarqué le choc des calculs ; ce bruit de collision n'est pas fréquent et n'a rien de pathognomonique, s'il est isolé ; mais, combiné aux symptômes précédents, il acquiert une valeur considérable.

La marche du calcul rénal est régulièrement déterminée, elle enflamme le bassinet et détermine la production de pus dans la plus grande partie des cas.

Le Dr Torres se fondant sur les cas étudiés par lui et sur les observations recueillies par des chirurgiens distingués, français, américains et anglais, divise les complications en accidentelles, et en complications dérivant de l'extension de la néphrite calculeuse.

Comme on peut le présumer le pronostic est toujours grave ; néanmoins il est bon de se montrer réservé, surtout quand il est si difficile de connaître l'état du rein du côté opposé. La précision du diagnostic est nécessaire pour l'intervention chirurgicale. Trois symptômes principaux pourraient aider à sa précision : la tumeur lombaire, la fistule et le choc direct du calcul. Ces symptômes de certitude ne sont pas si rares qu'on pourrait le croire, puisque, dans plus de la moitié des observations recueillies par l'auteur et qui sont réunies comme appendice de l'ouvrage, on a pu constater ces symptômes. Notre collègue ayant seulement étudié le calcul rénal, on comprend que le traitement médical doit être insuffisant pour la guérison d'une pareille affection. S'il existe quelques espérances de guérison, c'est seulement en comptant sur le traitement chirurgical. C'est le seul qui jusqu'à ce jour a donné un bon nombre de cas heureux. Surtout quand, se souvenant de l'anatomie de la région rénale, on songe qu'elle est accessible au chirurgien sans de grands traumatismes, que les vaisseaux et les nerfs sont de peu d'importance.

A la suite d'une étude complète et attentive du malade, et d'un diagnostic précis de l existence d'un calcul dans le rein, nous sommes de l'opinion du Dr Torres qu'on doit procéder à l'opération. Comme l'auteur le dit dans son ouvrage, le chirurgien dans ce cas fait une opération hardie, mais il n'agit pas à la légère et l'on ne pourrait le taxer d'imprudence.

Le livre du Dr Torres est venu combler un vide dans la science médicale. La Néphrotomie est donc une question opératoire, jusqu'à ce jour peu étudiée. L'ouvrage que nous avons analysé est un vrai monument élevé par un médecin, argentin par sa naissance, mais français par ses études. C'est un ouvrage qui mérite d'être étudié par tous les chirurgiens.

Quant à nous, nous adressons nos plus vifs et sincères remerciements au Dr Torres de nous avoir adressé un exemplaire de son ouvrage, et nous souhaitons ardemment que sa plume féconde et sa vive intelligence nous permettent de consacrer quelques lignes à une nouvelle production.

Paris. — Typographie A. Davy, 52, rue Madame.

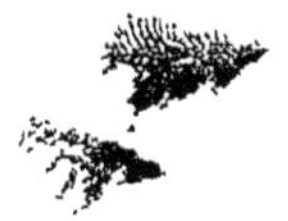

Paris. — Typ. A. DAVY, 52, rue Madame.